AF316868

DISCOURS

PRONONCÉ LE 17 NOVEMBRE 1830,

A L'OUVERTURE DU COURS D'HYGIÈNE,

APPLIQUÉ AUX PROFESSIONS,

FAIT AUX OUVRIERS,

A L'HÔTEL DE VILLE DE METZ,

PAR LE DOCTEUR SCOUTETTEN.

AUDITEURS DES COURS INDUSTRIELS,

Un an s'est à peine écoulé que nous vous disions : Ouvriers ! la société compte sur vous ; votre instruction fera sa gloire, et un jour votre courage fera sa force et son bonheur ! Ce jour est arrivé, une révolution tout entière sépare ce moment de celui où nous vous prophétisions un avenir qui, nous l'avouons, nous paraissait encore lointain.

Nous vous disions alors instruisez-vous pour renverser les obstacles qui entravent la pensée ; aujourd'hui nous vous disons instruisez-vous pour jouir de notre conquête, instruisez-vous pour acquérir tous les droits de citoyens. C'est avec la science que vous comprendrez notre avenir politique, que vous travaillerez à votre bien-être et à la gloire de la nation.

C'est sur vous, ouvriers, que les philantropes, que les véritables amis du pays jettent les yeux; vous êtes l'objet de leurs plus vives sollicitudes; vous l'avez toujours été. Une erreur malheureusement accréditée chez un grand nombre d'entre vous, c'est qu'il suffit d'être riche pour dédaigner les hommes d'une condition inférieure, ou du moins pour ne s'en occuper que rarement et d'une manière bien incomplète. Je le répète, cette opinion est erronée et il importe de la détruire; car, comme tout ce qui est faux, elle conduit à mal; elle vous met souvent en défiance envers des hommes qui, voulant votre bonheur, combattent vos préjugés ou vos habitudes; elle vous met en état d'hostilité envers ceux qu'une position sociale élevée vous fait regarder comme ayant des intérêts différens des vôtres, et vous dédaignez ainsi les conseils les plus sages et les plus désintéressés.

Il serait facile de vous exposer les améliorations sociales et politiques que votre condition a éprouvées, vous y reconnaitriez sans peine que vous avez toujours été présents à la pensée des philosophes et des hommes généreux; mais je crois devoir me borner à vous offrir tout ce que votre position a éprouvé d'améliorations sous le rapport hygiénique; il me restera, je l'espère, des faits assez nombreux et assez puissants pour vous convaincre que vous avez des amis dévoués qui connaissent votre position, vous plaignent et veulent vous secourir ; accordez-moi quelques instants d'attention et bientôt vous reconnaitrez que leurs efforts n'ont pas été infructueux.

Si la civilisation multiplie les jouissances, si elle enfante mille découvertes qui font l'honneur de l'esprit humain, elle traîne aussi à sa suite mille maux qui semblent vouloir nous faire payer nos plaisirs. Il faut en convenir l'homme a souvent été sacrifié à l'homme, le riche a profité des sueurs du pauvre ; celui-ci a souvent dû, pour vivre un jour, compromettre sa santé et son existence. Les travaux les plus rudes ont été imposés à l'artisan, les ouvriers ont été entassés dans les ateliers, les matières les plus infectes ou les plus dangereuses ont été exploitées, les entrailles de la terre ont été creusées et, au nom de l'industrie, on n'a pas craint d'y enterrer l'homme tout vivant.

Un cortège de maux effrayans est aussitôt venu fondre sur des hommes qui se mettaient en opposition avec les lois de la nature et avec toutes les règles de l'Hygiène. Au milieu des professions insalubres, celle de mineur se signalait naguères ; c'est aussi celle qui fixa, l'une des premières, l'attention des philantropes.

Les mines, aujourd'hui, sont des galeries souterraines où l'air atmosphérique circule et permet à l'homme de vivre en toute sécurité ; autrefois c'étaient des gouffres affreux où l'air et la lumière ne pénétraient jamais ; les gaz les plus dangereux étaient presque le seul aliment à la respiration des mineurs, mille maux et mille dangers menaçaient sans cesse leur existence.

Un mineur était un spectre qui ne revenait sur la terre que pour descendre dans le tombeau.

Agricola, touché de la situation des malheureux mineurs, s'occupa d'améliorer leur position ; après plusieurs tentatives, il imagina, en 1521, de déterminer dans l'intérieur des galeries des courans d'air, à l'aide du feu ; cet essai réussit et ce fut là la première amélioration introduite dans l'exploitation des mines.

Un danger terrible menaçait encore les mineurs ; c'est la détonation de gaz formés dans l'intérieur des mines, et qui s'enflamment aux lumières qu'on y apporte. Au moment de l'explosion les ouvriers sont enveloppés de feu, horriblement déchirés et brûlés sur toutes les faces de leur corps ; les travailleurs éloignés sont renversés et brisés par le mouvement de l'air, comme dans l'explosion d'un magasin à poudre ; il n'y a pas de machine, ni de construction assez fortes pour résister ; quelquefois la voûte même de la mine est renversée.

Le célèbre chimiste anglais Davy invente sa lampe de sûreté, et tous ces dangers disparaissent ; on peut parcourir la mine au milieu des gaz les plus inflammables, ils arrivent sur la flamme, ils l'alimentent et l'explosion n'a pas lieu. Cette merveilleuse découverte a déjà sauvé la vie à des milliers de pauvres mineurs

Toutefois remarquons de suite jusqu'où va l'insouciance enfantée par l'ignorance. Des mineurs, sans être arrêtés par le danger de perdre la vie et de sacrifier celle de leurs camarades, osaient souvent parcourir les galeries en tenant les lanternes ouvertes ; il a fallu les punitions les plus sévères pour arracher ces imprudens à une mort certaine.

La condition des marins, autrefois l'une des plus fâcheuses, est aujourd'hui délivrée des maux qui l'accablaient. Ce n'était ni la tempête, ni les écueils que ces hommes intrépides avaient le plus à redouter, c'était la maladie, la fièvre, le scorbut qui les moissonnaient ou les mutilaient effroyablement. Les cales et les entreponts des vaisseaux étaient d'affreux cloaques d'où s'échappaient des miasmes mortels. Il fallait trouver la possibilité d'y renouveler l'air. Sutton en conçoit le moyen, et l'exécute, en 1739, après avoir vaincu mille obstacles suscités par la routine, et contre lesquels il dut employer tout le crédit du célèbre médecin Mead. Aux améliorations apportées par Sutton, dans le régime des hommes de mer, succédèrent celles de Hales, du célèbre capitaine Cook, et l'application des procédés de M. Appert à la conservation des substances alimentaires. Les santés les plus robustes résistaient rarement autrefois aux fatigues d'un voyage de long cours ; aujourd'hui les maladies sont rares sur un vaisseau bien administré. Dans l'un des derniers voyages autour du monde, exécuté par le capitaine Duperrey, sur le vaisseau *la Coquille*, voyage qui dura 872 jours, on n'eut pas à regretter la perte d'un seul homme.

Une profession déjà bien dégoûtante par elle-même, et cependant indispensable dans l'intérêt de la salubrité publique, celle de vidangeurs, en un mot, expose aux dangers les plus grands. Il se forme dans l'intérieur des fosses d'aisances des gaz excessivement délétères qui tuent avec la rapidité de la foudre ; les ouvriers qui s'y exposent périssent à l'instant même , et chaque année , les grandes villes comptent plusieurs victimes. Ramazzini , célèbre médecin italien , touché de la position de ces malheureux , chercha les moyens de les soustraire aux dangers auxquels ils sont exposés ; ses recherches n'eurent pas grand succès , mais elles l'amenèrent à s'occuper des causes des maladies des artisans ; ce travail donna naissance au premier ouvrage qui ait paru sur les maladies des ouvriers, il fut publié à Padoue en 1700. Il était réservé aux successeurs de Ramazzini de terminer heureusement la tâche qu'il avait entreprise. Brizé-Fradin , zélé philantrope , proposa plusieurs moyens qui offrent des avantages incontestables , mais qui sont loin cependant d'être d'une application aussi sûre que l'appareil de M. Gosse fils, de Genève. Ce hardi expérimentateur ayant appris que deux hommes venaient de succomber dans une fosse d'aisances , s'y rendit aussitôt ; descendit dans la fosse , agita avec une pioche les matières solides que les ouvriers avaient déjà attaquées , et ne remonta qu'après un quart d'heure , aussi bien portant que lorsqu'il était descendu et sans avoir éprouvé le moindre malaise.

Des perfectionnemens nombreux ont été introduits tout récemment dans le nétoiement des fosses d'aisances ; les travaux du célèbre Darcet ont beaucoup contribué à l'assainissement de ces lieux insalubres.

Parmi les professions dangereuses celle de doreur sur métaux se faisait, il y a peu de temps,

remarquer par les ravages effrayants qu'occasion-
nait l'emploi du mercure. L'absorption prolongée
de ce métal ruine complètement la santé ; les che-
veux tombent, les mains tremblent, les gencives
s'ulcèrent, les dents s'échappent de leurs alvéoles.
M. Ravrio, fabricant de bronzes dorés, témoin des
maladies affreuses occasionnées par le mercure,
légua, en mourant, un prix de 3000 fr. à celui
qui trouverait le moyen de garantir les ouvriers
doreurs des émanations auxquelles ils sont exposés.
L'habile chimiste Darcet satisfit le vœu philantropique de Ravrio, en inventant les fourneaux d'appel ; son mémoire fut couronné, et aujourd'hui
plus de 600 ateliers sont construits, dans Paris,
d'après les perfectionnements indiqués par M. Darcet.
Il a fallu tout son zèle pour obtenir ce résultat,
car l'insouciance a long-temps été portée si loin
que le préfet de police de Paris s'est déterminé à
ne plus accorder de permission de former de nouveaux ateliers ni même la translation des anciens
sans que les nouveaux moyens de salubrité ne fussent
employés.

Le rouissage du lin et du chanvre est devenu
depuis bien long-temps l'objet de l'attention des médecins et des administrateurs. Les qualités nuisibles
que ces plantes en décomposition communiquent
à l'eau dans laquelle elles séjournent, les émanations malfaisantes qui s'élèvent des mares où le
rouissage s'opère, les maladies graves que ces causes
déterminent, ont engagé la société d'encourage-
ment pour l'industrie nationale à proposer un prix
de 6,000 fr., qui devait être décerné en 1828

à celui qui aurait préparé, par des opérations simples, faciles et nullement nuisibles à la santé, 5oo kilogrammes de chanvre et de lin sans rouissage.

Plusieurs machines ont été inventées, et même antérieurement à ce concours, M. Lorillard, mécanicien à Nuits, avait obtenu en 1826, un brevet d'invention, mais il paraît que cette machine, ainsi que toutes les autres, laisse encore quelque chose à désirer.

Parmi les hommes dévorés de l'amour de leur pays et du bien de l'humanité, nous devons surtout signaler à l'admiration publique et à votre reconnaissance, M. de Montyon, dont l'immense fortune fut employée à la fondation de prix pour tous les genres de mérite; au nombre de ces prix s'en trouve un, d'une somme considérable, destiné à récompenser l'inventeur d'un nouveau moyen de prévenir et de diminuer l'insalubrité d'une des professions industrielles.

C'est en voulant répondre à cet appel que M. Labarraque inventa une liqueur désinfectante, nommée chlorure de chaux, destinée d'abord à sanifier les ateliers du boyaudier. Dans cette profession, les ouvriers sans cesse exposés à l'action de miasmes animaux, succombaient fréquemment, pendant les chaleurs de l'été, à des maladies cruelles contre lesquelles la médecine était presque toujours impuissante. Aujourd'hui tous les dangers sont dissipés, les miasmes infects sont facilement neutralisés, et les ouvriers peuvent, sans inconvénient, se livrer à leurs pénibles travaux.

La découverte de M. Labarraque a reçu des

applications nombreuses , et chaque jour en voit naître de nouvelles. Les chlorures de chaux ont été employés à la désinfection de tous les lieux malsains , ils ont rendu sans danger l'exhumation de cadavres putréfiés , et ont permis ainsi de poursuivre et d'atteindre le crime : les chlorures de chaux ont servi à combattre les épizooties , la morve des chevaux , et tout récemment des savans français viennent de les employer en Egypte pour combattre les miasmes léthifères de la peste.

Les dangers qui ménacent les pompiers lorsqu'un incendie éclate , les accidents nombreux qu'éprouvent chaque année ces hommes courageux en se dévouant dans l'intérêt général , ont provoqué les recherches des savans , et ont amené plusieurs inventions d'une utilité incontestable. Robert , inventa d'abord une espèce de trompe à l'aide de laquelle le pompier peut rester un temps assez long , sans être incommodé , dans un espace où la fumée et les gaz rendraient la respiration impossible.

Il y a deux ans que M. Labarraque indiqua les moyens de prévenir l'asphyxie des hommes chargés d'éteindre un incendie produit par la combustion du charbon dans des lieux peu aérés. Tout récemment le chevalier Jean Aldini vient de rendre Paris témoin d'expériences aussi curieuses qu'importantes , et par lesquelles il prouve que le pompier peut, sans péril pour la vie , traverser l'incendie le plus furieux. Les moyens qu'il emploie sont très simples , leur invention repose sur la construction de la lampe de sûreté du célèbre chimiste Davy.

Les moyens employés par le chevalier Aldini se composent d'un vêtement complet de toile métallique et de différentes pièces faites avec l'amiante.

Les épreuves, renouvelées à Paris, avaient déjà été faites à Florence; dans cette ville on avait élevé une espèce d'amphithéâtre en bois, et à trois étages, sur lequel on avait eu soin de ménager deux sentiers longs de 40 pieds chacun. Un grand nombre de pompiers, munis de l'appareil dont nous venons de parler, se précipitèrent dans le foyer le plus ardent de l'incendie, et plusieurs d'entr'eux traversèrent jusqu'à six fois de suite les routes pratiquées sur ce vaste brasier. Un des pompiers portait sur le dos une hotte préparée exprès pour la circonstance, et dans la hotte était son propre fils, âgé de 8 ans. Un autre, à l'aide d'un chassis recouvert d'un vernis incombustible, et auquel était attaché un siège, portait un homme vêtu d'un habit également préparé pour cet objet; le visage de cet homme était défendu par un voile d'amiante. Le capitaine pompier, son lieutenant et les autres pompiers, ayant les mains armées d'un double gant d'amiante, transportèrent de grosses barres de fer rougies au feu; d'autres enfin se plongèrent la tête dans les flammes ayant un masque d'amiante et un bonnet en filet métallique. Plusieurs médecins présens aux expériences déclarèrent que les pompiers n'avaient pas éprouvé la plus légère altération dans le pouls.

La découverte du chevalier Aldini est destinée à sauver de la mort un grand nombre d'artisans, pères de famille; nous en signalons l'auteur à la reconnaissance publique.

Il nous serait facile de continuer l'énumération des perfectionnemens hygiéniques introduits dans les arts industriels. Vous y verriez toujours dominer la pensée de l'amélioration du sort des classes ouvrières ; vous y remarqueriez que les philantropes se sont sans cesse occupés de vous sauver des périls qui menaçaient votre santé et votre existence, et c'était là le service le plus important qu'on pût vous rendre, car sans la santé la vie n'est qu'une longue suite de tourmens et de privations. L'homme qui se porte bien, au contraire, est insouciant sur l'avenir, il est gai, il est heureux, même au milieu des besoins ; en un mot : santé c'est richesse.

Je ne prolongerai pas des citations qui trouveront naturellement place dans la suite du Cours ; cependant j'ajouterai que l'autorité convaincue des améliorations qu'il est possible d'apporter dans la plupart des arts industriels, ne s'est pas bornée à encourager par des récompenses, le zèle des hommes éclairés et amis de leurs semblables ; elle a voulu aller au-devant du danger en formant un conseil de surveillance qui s'oppose à la création d'industries dangereuses, ou qui du moins, par des précautions pleines de sagesse, fait disparaître les inconvéniens qui menaceraient la santé et la vie de l'homme.

Cet établissement, connu sous le nom de conseil de salubrité, fut institué, en 1802, près du préfet de police de Paris, à la sollicitation de l'estimable Cadet de Gassicourt.

Les attributions du conseil de salubrité sont de surveiller les fabriques et ateliers insalubres, de recuillir des observations sur les épidémies et les épizooties, d'inspecter les marchés, les tueries, les voieries, les cimetières, les écarrissages, les salles de dissection; d'assainir les salles de spectacles, les hôpitaux et autres lieux publics, d'indiquer le meilleur mode de chauffage et d'éclairage, etc., etc., enfin d'écarter tout ce qui peut nuire à la santé, et d'indiquer toutes les améliorations hygièniques possibles en faveur des ouvriers.

Le conseil de salubrité a déjà rendu des services immenses et chaque année il augmente ses droits à la reconnaissance publique.

Les philantropes ne se sont pas bornés à éloigner les dangers qui menaçaient la santé des ouvriers; ils ont encore voulu leur donner une nourriture plus saine, plus nutritive et à meilleur marché que celle qu'ils ont habituellement. Comment en effet un ouvrier pourrait-il conserver long-temps sa santé lorsqu'il est obligé à un travail fatigant qui épuise ses forces, et qu'il ne prend pas une nourriture suffisante pour les réparer? La solution d'une semblable difficulté eut été sans doute impossible, si plusieurs découvertes heureuses n'étaient venues accroître nos ressources alimentaires.

Il y a peu de temps encore que des disettes affreuses jetaient, à des intervalles trop rapprochés, la désolation et la mort sur le sol productif de la France. Le peuple, poussé par la faim, dévorait des racines sèches, dépouillait les arbres, et sacrifiait à ses besoins tout ce qui pouvait prolonger un instant sa malheureuse existence. Ces effroyables calamités ont disparu par l'introduction d'une plante découverte en Amérique, je veux désigner la pomme de terre.

Cette plante paraît avoir été apportée en Europe, vers 1586, par des colons de Sir Walter-Raleigh, à qui la reine Elisabeth, d'Angletere, avait accordé une patente pour découvrir et cultiver en Amérique *de nouvelles contrées non possédées par les chrétiens.*

La pomme de terre ne fut d'abord cultivée, dans quelques jardins, que comme un objet de curiosité ; mais après deux siècles d'insouciance les nations du nord, éclairées par la raison et l'expérience, commencèrent à apprécier l'importance du trésor qu'elles possédaient. L'Angleterre, l'Allemagne, la Hollande cultivèrent à l'envie ce précieux végétal, mais la France, dédaigna long-temps encore ce nouvel aliment qui, seul, devait rendre la famine désormais impossible. Il fallut tout le zèle et toute la constance du bienfaisant Parmentier pour surmonter les obstacles sans nombre qui s'opposaient à la culture de la pomme de terre. Après bien des tentatives infructueuses, Parmentier obtint enfin du gouvernement cinquante-quatre arpens de la plaine des sablons, terrain inculte et jusques là condamné à une stérilité absolue.

Il ensemence ce sol aride ; sa confiance est traitée de folie ; enfin les fleurs commencent à paraître et déconcertent les incrédules : Parmentier en compose un bouquet et va solennellement l'offrir au roi qui protège son entreprise. Louis XVI accepte et se montre, un jour de fête, devant toute sa cour, portant à sa boutonnière le bouquet de fleurs de pomme de terre. Dès ce moment la vogue du nouveau végétal fut assurée; toutefois ce ne fut pas sans avoir de nouvelles préventions à combattre du côté du peuple. A l'époque de notre première révolution elles étaient encore loin d'être dissipées; on en jugera par le fait suivant. Dans une assemblée populaire on parlait de nommer Parmentier à des fonctions municipales : « Gardez-vous en bien, s'écrie un homme du peuple, il ne nous ferait manger que des pommes de terre, *c'est lui qui les a inventées* ». Que dirions-nous aujourd'hui si l'on voulait nous defendre l'usage de cet agréable et salutaire aliment? Si l'ignorance et les préjugés ont rendu le contemporains ingrats envers Parmentier, la postérité, nous n'en doutons pas, entourera sa mémoire de respect et de reconnaissance; déjà elle semble avoir voulu reconnaître cette dette, en adoptant le nom de *Parmentière*, donné à la pomme de terre par M. le comte François de Neuf-Château. L'introduction de la culture de la pomme de terre est le plus important service qui, jamais, ait été rendu à l'humanité.

Aux travaux de Parmentier, empressons-nous d'associer ceux d'Helvétius, de Rumford, de Papin, de Cadet de Vaux, et ceux du savant et infatigable Darcet. Ces hommes célèbres furent aussi les amis des ouvriers, leurs recherches les plus importantes n'eurent d'autre but que l'amélioration sociale des classes pauvres de la société.

Helvétius, médecin hollandais, vint à Paris, vers le milieu du 18e siècle, et il y acquit une grande

célébrité. Sa brillante position ne lui fit point ou-
blier les besoins du pauvre, il songea à lui procurer
une nourriture saine et peu dispendieuse, et il proposa l'usage des soupes économiques, aliment qui,
il est vrai, avait été proposé vers 1680, par un mis-
sionnaire qui fit imprimer, dans la ville de Saintes,
une petit brochure sur ce sujet.

Rumford, le laborieux Rumford, entrevit toutes les
ressources que pouvaient offrir les soupes économiques ; il en fit un objet spécial de recherches : la
Bavière fut le théâtre de ses expériences, et les plus
heureux succès couronnèrent ses travaux. Poussé
par le génie du bien et l'amour de ses semblables, il quitte Munich pour aller à Londres exercer
sa bienfaisance, et de là il vient à Paris solliciter la
faveur d'offrir aux ouvriers un aliment salutaire et
économique : je dis solliciter, car ce ne fut en effet
qu'après les plus vives instances qu'il obtint de former des établissemens publics, où la bienfaisance
pût se déployer sans entraves.

Le plus important des établissemens de ce genre,
fut fondé à Paris, en 1800, par MM. Delessert et
Decandole.

A ces deux hommes respectables se joignit bientôt
tout ce que la capitale compte d'hommes bienfai-
sans, et cette réunion prit le nom de *Société philantropique*. Par les soins et le zèle de chacun des
associés l'on vit se multiplier les établissemens où
l'on prépare et où l'on vend les soupes économiques. Paris compte quarante-deux fourneaux dans
vingt-deux établissemens séparés. Chaque ration de
soupe coûte un sou. Cette ressource a été accueillie

par la population parisienne; une foule de personnes, des familles entières qui n'ont pas le temps
ou le moyen de se préparer de bons alimens, trou-
vent à peu de frais la facilité de se nourrir saine-
ment et agréablement.

Dans le rapport fait par M. Deleuze sur les travaux
de la société, pendant l'année 1814, on trouve que
dans le courant de l'hiver 1812, on a distribué ou
vendu quatre millions trois cent quarante-deux mille
six cents rations de soupe, et depuis 1800 jusqu'au
premier janvier 1816, la totalité s'est élevée à douze
millons quatre cent trente-neuf mille six cent quinze
rations. Je vous laisse, Messieurs, apprécier le service qu'ont rendu ces utiles établissemens.

C'était déjà beaucoup que d'avoir offert des
secours aussi puissants aux classes ouvrières; cependant la philantropie entrevoyait la possibilité
d'aller plus loin et ses espérances se sont réalisées.
On a senti que l'homme dont les forces s'épuisent
chaque jour dans les travaux les plus rudes, devait
indispensablement les réparer par une nourriture
convenable, ou s'affaiblir bientôt et périr pré-
maturément. Or il est bien démontré que les substances végétales, exclusivement employées, ne four-
nissent pas des matériaux suffisamment réparateurs.

La dificulté était grande, car le sol de la France
fournit peu de viande, comparativement surtout
à celui de nos voisins les Anglais. Dans notre pays
le nombre de bestiaux livrés à la consommation
ne donne, par an, que huit kilogrammes de
viande par individus; tandisqu'en Angleterre la
quantité s'élève à 125 kilogrammes par personne.

Des recherches statistiques faites en 1790, par le célèbre Lagrange, et remises au niveau des connaissances par M. Moreau de Jonnès, dans un intéressant mémoire qu'il a lu récemment à l'académie des sciences, démontrent que la France n'a pas la moitié de la viande dont ses habitans auraient besoin pour être nourris convenablement. C'était donc un des plus grands services qu'on pût rendre à notre pays que de trouver une substance nutritive qui fût à la fois abondante, facile à obtenir et d'un très-bas prix. Cette substance a été découverte ; c'est la *gélatine*. Plusieurs savans songèrent à l'extraire des os. Papin, imagina son digesteur, et parvint en effet, par une longue ébullition, à obtenir le produit qu'il désirait ; mais son procédé était long et coûteux. Il était réservé au célèbre chimiste Darcet d'inventer de nouveaux moyens d'atteindre le but desiré. C'est en 1810 que M. Darcet fit ses premières tentatives ; depuis cette époque il a modifié ses procédés, et la gélatine qu'on obtient aujourd'hui offre toutes les qualités désirables.

Ce nouvel aliment a été l'objet d'un grand nombre de recherches, et toutes sont venues confirmer l'importance de la découverte de M. Darcet. La faculté de médecine, la société philantropique et et les plus célèbres chimistes s'accordent pour regarder la gélatine comme l'aliment le plus sain et le plus nutritif que nous possédions ; cet aliment est en même temps l'un des plus abondans de la nature puisqu'un kilogramme d'os contient assez de gélatine pour préparer 30 bouillons d'un demi-litre chacun, tandis qu'un kilogramme de viande ne peut fournir que 4 bouillons : dans le seul département de la Seine, si l'on utilisait tous les os de la viande de boucherie, consommée dans un seul jour, on pourrait avoir 800,000 rations de dissolution gélatineuse.

Ces immenses ressources alimentaires ont été promptement exploitées par la bienfaisance. La société philantropique de Paris, l'hôpital St-Louis, la maison centrale de refuge se sont hâtés d'adopter les améliorations qu'on pouvait introduire dans le régime du pauvre et de l'artisan. Plusieurs grandes villes ont imité l'exemple donné par la capitale; à l'hôpital militaire de Metz la gélatine est introduite dans la nourriture des soldats-infirmiers, et tous se sont félicités de cette heureuse innovation. Mais l'exemple le plus remarquable des services que peut rendre l'emploi de la gélatine, celui en même temps qui doit le plus vous intéresser, a été donné par le directeur de l'hôtel de la monnaie des médailles, à Paris. M. Puymaurin fils, ayant eu l'heureuse idée d'introduire l'usage de la gélatine dans la nourriture des ouvriers de l'établissement, eut la satisfaction de voir la santé de ces hommes se fortifier et leurs économies s'accroître considérablement. Citons des exemples, ils prouveront mieux que des paroles les avantages du nouveau mode de nourriture.

Premier exemple. Un ouvrier, dont la famille est composée de cinq personnes, dépensait, pour sa nourriture de quatre jours, pain non compris, 6^f,90. D'après le nouvel état de choses, il ne dépense que 3^f,70 (en mangeant une livre et demie de viande par jour), ce qui pour 26 jours de travail, lui donne une économie de $17^f,80$, et par an, de $213^f,60$.

Deuxième exemple. Un ouvrier de dix-sept ans et demi dépensait, à l'auberge, $1^f,35$ par jour; depuis qu'il fait usage de gélatine, il trouve la nourriture tellement substantielle, qu'il ne mange plus de viande, de sorte qu'il ne dépense que 37 cent. environ; l'économie par jour est donc de 98 cent., et par an (de trois cent douze jours de travail), de 305 fr. Cet ouvrier gagne 620 fr. par an; il économise donc presque la moitié de son revenu; en moins de trois mois, il a placé 70 fr. à la caisse d'épargnes.

Combien ne serait-il pas à désirer que de semblables avantages fussent offerts partout aux artisans laborieux et économes! Lorsque l'âge vient affaiblir ou paralyser les forces, la misère ne serait plus à redouter et l'on ne verrait plus des vieillards, dont la conduite fut sans reproches, forcés de tendre la main ou d'aller finir tristement leurs jours dans un hôpital.

Les améliorations que je vous ai fait entrevoir ne tarderont pas, je l'espère, à s'introduire dans la ville de Metz; et si, je ne me trompe, nous aurons bientôt à remercier le premier magistrat de cette cité, d'avoir rendu aux ouvriers cet important service.

Auditeurs des cours industriels, le tableau rapide, que nous venons de vous présenter, doit vous prouver, quelqu'incomplet qu'il soit, que vous n'êtes point abandonnés à vous mêmes, et que votre

position est sans cesse l'objet des plus vives sollicitudes.

Si les exemples que nous vous avons offerts vous
ont convaincus, votre devoir est de répondre aux
efforts de vos amis ; votre intérêt, votre avenir,
tout vous dit que vous devez les aider à accomplir
leurs espérances en travaillant vous-mêmes à votre
bonheur : bientôt je n'en doute pas, vous prou-
verez que vous nous avez compris.

METZ. — S. LAMORT, IMPRIMEUR.

www.ingramcontent.com/pod-product-compliance
Lightning Source LLC
Chambersburg PA
CBHW060049090726
47597CB00012B/3530